UN MOT

SUR LES

BAINS DE GUANO-PURIFIÉ

EMPLOYÉS AVEC SUCCÈS

Dans les dartres, — les teignes, — les engorgements lymphatiques, — les plaies scrofuleuses, et spécialement contre toutes les maladies de la peau,

PAR J.-J. DEMARS,

PHARMACIEN.

« J'ai parlé à plusieurs médecins du guano et des
« traitements dans lesquels je l'ai fait intervenir,
« afin que l'attention étant fixée sur ce moyen, on
« sût à quoi s'en tenir sur son action thérapeutique.

« RÉCAMIER. »

Sommaire.

Ressources offertes par le guano dans des cas de maladies souvent réputées incurables.

Compte rendu de M. le professeur RÉCAMIER (extrait du *Journal des Connaissances Médico-Chirurgicales.*)

Communication du journal *la Santé universelle*, guide médical des familles.

Manière d'employer le guano comme médicament.

Preuves de son efficacité : faits à l'appui (*Clinique de l'hôpital Cochin*), etc.

NOTA. Les bains de guano-purifié sont plus efficaces que les bains sulfureux.

PARIS,

Chez l'Auteur, rue Notre-Dame-des-Champs, n° 4, faub. S.-G.

(Affranchir.)

Permettez-moi d'appeler votre attention sur l'emploi d'un remède nouveau, qui vous semblera, sans doute, destiné à rendre d'importants services en thérapeutique.

Chaque jour les médecins rencontrent dans leur pratique;

Des AFFECTIONS CUTANÉES (dartres, lèpres, teigne, etc.),

Des ENGORGEMENTS LYMPHATIQUES (tumeurs ganglionnaires, gonflements articulaires, etc),

Rebelles à toutes les médications!

Le soûfre et ses différents composés restent inefficaces; l'iode et les mercuriaux n'ont aucune action.

Je viens vous proposer, monsieur le docteur, d'expérimenter, dans des cas semblables, les BAINS DE GUANO-PURIFIÉ.

Le guano, jusqu'à présent, n'avait été employé en France que comme engrais. Dans les colonies, au contraire, le guano, depuis sa

découverte, est employé empiriquement, c'est vrai, mais fort efficace-
ment dit-on, dans toutes les maladies de la peau, maladies si tenaces
d'ordinaire chez les hommes de couleur.

Désormais, le *guano-purifié, soumis à quelques préparations, pris à
bonne source,* deviendra chez nous, j'en ai la conviction, une ressource
pharmaceutique que sauront apprécier les plus sages praticiens.

C'est M. le professeur Récamier qui le premier en a recommandé
l'usage.

C'est enhardi par les renseignements de M. Récamier, dirigé par ses
propres conseils, encouragé tous les jours par les résultats obtenus, que
j'ose réclamer pour ce médicament le concours de votre pratique, le
contrôle de votre expérience.

Agréez , etc.

J.-J. DEMARS.
4, rue Notre-Dame-des-Champs.

DES

PROPRIÉTÉS THÉRAPEUTIQUES DU GUANO;

NOTE DE M. LE PROFESSEUR RÉCAMIER.

(Extrait du *Journal des Connaissances Médico-Chirurgicales*.)

(Janvier 1852.)

————

Il y a quelque deux ans que des personnes qui avaient habité le Pérou me parlèrent de l'emploi qu'on faisait dans ce pays, en bains et même à l'intérieur, d'une terre jaunâtre appelée guano, dans la ladrerie qui y est fréquente et dans d'autres maladies, surtout celles de la peau.

Au départ de M. Curet, capitaine au long cours, commandant le trois mâts *l'Édouard*, qui allait en Californie, j'eus une conférence avec lui, et je le priai, à son passage au Pérou, d'explorer, si cela était possible, les îles dont on retire le guano, et de prendre des renseignements sur l'usage qu'on fait de cette substance. Divers incidents ont prolongé le voyage du capitaine Curet, qui, en revenant de San-Francisco, fit précisément un chargement de guano dans l'île du Nord de la baie de Pisco, et voici le résumé du rapport qu'il m'en a fait à son retour, il y a deux mois environ.

DEMANDE. Qu'avez-vous remarqué de l'action du guano sur les ouvriers et sur les matelots qui l'exploitent ?

RÉPONSE. Dans les premiers jours, les travailleurs ont des douleurs profondes et ils perdent même l'appétit ; mais après deux ou trois jours, les douleurs se dissipent, l'appétit reparaît et devient très-vif, et ils prennent beaucoup d'embonpoint. J'ai éprouvé cela comme les autres, et mon maître d'équipage, qui souffrait depuis longtemps de la vessie, s'est trouvé guéri à la fin du chargement.

6

Demande. Avez-vous pris des renseignements sur l'usage qui peut être fait du guano dans le traitement des maladies?

Réponse. Sans doute, et je me suis assuré que dans le pays on l'emploie avec succès en bains, et même à l'intérieur, dans la ladrerie ou la lèpre du pays, dans les dartres, les scrofules et la goutte.

Tels sont les renseignements qui me furent fournis par le capitaine Curet sur le guano, espèce de terre sablonneuse, jaunâtre, et d'une odeur ambrée, désagréable et surtout ammoniacale, que son analyse nous montre composée d'acides, d'alcalis, d'un oxyde, de sable et d'une matière grasse. Ainsi elle contient :

Des acides urique, oxalique et phosphorique ;

De la chaux, de la potasse et de l'ammoniaque ;

Un sable quartzeux ;

Un oxyde de fer,

Et une matière grasse.

Cette substance, délayée dans de l'eau chaude, la rend jaunâtre et dégage une odeur ammoniacale, mêlée d'arome comme ambré désagréable, mais qui n'a rien de flagrant.

M. le capitaine Curet m'ayant fait présent d'un baril de guano, je fus en état de l'employer immédiatement en bains, et je crois devoir rendre compte des premiers faits qui se sont présentés à moi, afin que chacun puisse les contrôler et examiner de son côté le parti qu'on peut tirer de cette substance dans des cas difficiles. J'ai, depuis lors, parlé à plusieurs médecins du guano et des traitements dans lesquels je l'ai fait intervenir, afin que l'attention fixée sur ce moyen, on sût plus tôt à quoi s'en tenir sur son action thérapeutique.

Observations.

I. Une jeune personne de 21 ans était en proie à une affection dartreuse pustuleuse humide, qui couvrait par plaques, plus larges que la main, les membres et le torse. Cette affection, attaquée par divers traitements rationnels par les bains simples, les préparations d'iode, l'huile de foie de morue, les préparations hydrargyriques, les bains sulfureux, les vésicatoires, les cautères et d'autres moyens, se jouait de la thérapeutique depuis plusieurs années, et, de plus, depuis quelques mois, il s'y était joint une toux opiniâtre avec de la fièvre, accidents contre lesquels avaient échoué tous les calmants et dérivatifs mis en usage.

La menstruation était difficile et peu abondante ; rien, dans ce sens, n'avait été utile. Les bains de guano furent commencés il y a six semaines environ, à la dose d'une cuillerée à soupe comble pour deux seaux d'eau, c'est-à-dire de huit cuillerées à soupe combles pour un bain de huit voies d'eau. Dès le troisième bain, pris à 28° R., pendant cinquante minutes ou une heure, la toux et la fièvre avaient cessé. Au onzième bain, le peau était nettoyée et la santé parfaite.

II. Une dame de 46 ans était affligée d'une dartre affreuse qui avait envahi le visage tout entier jusqu'au bord des paupières, des narines et de la bouche, de manière à la défigurer totalement depuis plusieurs années.

A cette première maladie locale, un peu atténuée par un traitement antécédent, vint se joindre une fièvre aiguë avec une stomatite des plus fâcheuses, qui la mit à deux doigts de sa perte par la faiblesse extrême dans laquelle elle était tombée. La bouche était loin d'être dégagée. L'alimentation était encore impossible.

Les bains de guano furent commencés à la dose et à la température indiquées plus haut. Il fallut porter dans le premier bain son squelette dans le marasme, et l'y soutenir. Elle se trouva moins faible en sortant. Le mieux fut plus prononcé au second bain. Quant au troisième, elle y fut toute seule. Les forces générales et digestives se sont relevées, la bouche et le visage se nettoient. Enfin, après quelques bains, il y a eu un mieux manifeste. J'ai fait ajouter de l'eau de son dans l'eau du bain et alimenter peu à peu.

Cet effet est-il personnel et momentané ?

III. Une jeune personne, affectée d'une maladie analogue à celle du sujet de la première observation, a été soulagée d'une manière remarquable.

IV. Une femme de la campagne, âgée de 50 ans, était, par suite d'un zona, en proie à une ulcération de plus de dix pouces de long sur le côté droit du tronc. Après quatre ou cinq bains, les douleurs très-vives, les ulcérations et la fièvre avaient disparu avec l'insomnie, et les digestions étaient rétablies.

Est-ce là encore un effet purement personnel ?

RÉCAMIER.

Le Journal LA SANTÉ UNIVERSELLE, *guide médical des familles*, annonce aussi avec la verve et l'entrain qui lui sont habituels, la découverte et les avantages des bains de guano.

Un nouveau remède contre les dartres, les lèpres, et toutes les maladies de la peau.

« Quand je vous disais qu'un médecin prudent ne devait jamais repousser sans examen les remèdes de certaines familles, de certaines localités, les remèdes des gens inexpérimentés dans l'art de guérir! Quand je vous disais que M. Récamier, mon maître, ne reculait devant aucune étude dès qu'il s'agissait d'un médicament; quand je prétendais que la médecine avait toute une Californie à exploiter dans les recettes de certaines commères, dans les coutumes de certains pays! je vous en apporte une preuve aujourd'hui. Je viens vous *annoncer les succès d'un médicament nouveau employé contre les maladies de la peau, dartres, lèpres, etc., etc.*

« Il est bon de vous dire que la médecine ne connaît guère qu'un seul et unique médicament contre les maladies évidemment et simplement dartreuses. — Pour des boutons qui farinent? vite des bains sulfureux! — Pour les petites plaies rebelles? bains sulfureux! — Pour des plaques sur le corps, des pellicules sur la tête, des clous interminables? bains sulfureux! bains sulfureux! bains sulfureux! Et si le remède échoue, l'Esculape, assez embarrassé, comme nous le sommes bien souvent tous, passe des eaux sulfureuses artificielles aux eaux thermales, qui sont soufrées par la nature. — Il vogue des sulfures aux sulfates pour revenir au soufre simple. Bref, c'est toujours le soufre habillé de différentes manières; toujours le soufre en bains, en pommade ou en boisson, toujours le soufre, qui, soit dit sans jeu de mots, n'empêche pas toujours de souffrir.

« M. Récamier, en causant avec un capitaine au long cours, a su que de l'autre côté de l'Océan on employait contre les maladies dartreuses une substance fortement ammoniacée. Il a pris des informations plus précises, puis il a écrit à qui pouvait lui répondre pertinemment. Il a fait venir un petit baril de la substance employée. Il a essayé ses effets sur deux ou trois cas des plus rebelles, et le succès a été complet. Moi, j'ai tout vu, tout suivi, tout admiré, et voilà pourquoi j'ai commencé ce petit article avec tant de points d'exclamation.

« S'il ne s'agissait que d'une nouveauté médicale, je ne perdrais pas mon temps à en entretenir nos lecteurs; mais il est question d'un remède contre les dartres, et les dartres sont fort communes à la campagne et dans les classes

ouvrières. Elles sont communes et tenaces pour bien des raisons, que j'expli-
querai en traitant l'hygiène : la nourriture épicée, le dédain pour les lavages,
l'oubli d'une saine propreté, etc., etc.

« On pourra désormais se procurer de quoi préparer un bain antidartreux,
qui promet d'être très-efficace.

« Il s'agit d'une préparation ammoniacale, d'une terre qui est transportée
en France en très-grande abondance depuis quelques années, et dont beaucoup
d'agriculteurs se sont déjà servis pour engrais. Ne faites pas la grimace, je
vous en conjure, les eaux sulfureuses ne sont déjà pas si agréables, avec leur
petite odeur d'eau pourrie.

« Il s'agit DU GUANO !

« Le guano est une terre remplie de détritus d'animaux marins. Je ne sais
si vous avez jamais vu des phoques. Un phoque est une espèce d'amphibie,
moitié veau, moitié poisson, c'est-à-dire qu'avec une tête et des yeux d'une
douceur extraordinaire, le phoque a des nageoires et le corps en forme de
poisson ; il sort de l'eau cependant, il va se promener sur le rivage, et il paraît
qu'il ne veut pas mourir dans l'Océan. Quand il sent arriver sa dernière
heure, il sort de l'eau et tient à finir en plein air. On dit que depuis des siècles
les phoques, en grand nombre du côté de l'Amérique, sont allés mourir successivement au même endroit, et que ce sont les couches de cet étrange cime-
tière qui forment aujourd'hui la terre ammoniacale que l'on appelle *guano*.

« Quoi qu'il en soit, le guano, depuis sa découverte, a déjà été employé par
les hommes de couleur, qui l'exploitent. Dans certaines colonies, les bains de
guano passent pour la panacée universelle. M. le professeur Récamier a étudié
sérieusement la question, et les premiers résultats ont été si encourageants,
qu'il vient d'en faire l'objet d'une communication scientifique.

« Dʳ JULES MASSÉ. »

RENSEIGNEMENTS IMPORTANTS.

I.

Le guano ne tache point les baignoires; la solution des différents sels qu'il contient ne tache pas le linge, et l'odeur d'un bain de guano est presque nulle, bien moins désagréable par conséquent que l'odeur des bains sulfureux.

II.

La dose la plus ordinairement nécessaire est de 4 à 500 grammes, huit à dix grandes cuillerées à bouche aussi pleines que possible.

III.

Il est nécessaire, pour retirer du guano tous ses principes médicamenteux, de le mettre en contact avec de l'eau très-chaude, voire même avec de l'eau bouillante. En conséquence, après avoir fait préparer un bain simple ordinaire à 26 ou 27° R., on doit verser la dose de guano dans une terrine, et l'on projette sur le guano environ un litre d'eau bouillante, on agite avec une cuillère ou un bâton, et l'on mêle ensuite au bain préparé la solution et son résidu.

IV.

Dans la plupart des cas, les bains de guano ne produisent sur la peau aucune action désagréable : l'eau semble douce, savonneuse, onctueuse, et les malades y restent plongés avec un véritable plaisir; mais quand il s'agit de maladies ulcéreuses, de dartres aiguës et surimpressionnables, le contact de l'eau cause des picotements et des cuissons qu'il est nécessaire d'adoucir.

C'est pourquoi M. Récamier conseille de mettre dans le bain soit 500 ou 1,000 grammes d'amidon, soit un sac contenant un boisseau de son.

V.

Quoique les bains de guano soient toujours bien supportés, il arrive, le plus souvent, que les premiers bains laissent un agacement cutané qui est toujours de bon augure. Loin d'interrompre, il faut résolûment continuer l'usage du moyen : la maladie ne se réveille en quelque sorte que pour mourir; aussi est-il bon d'insister auprès des malades pour qu'ils prennent au moins cinq ou six bains , afin de juger si le moyen sera efficace ou non.

Comme tous les remèdes extérieurs, les bains de guano présentent le grand avantage de ne jamais exposer un malade à de graves inconvénients. Trop irritants, on les espace, on les éloigne; on en fait passer l'irritation avec des bains amidonnés ou gélatineux. Insuffisants, inefficaces, on les abandonne, et l'on a du moins la consolation de n'avoir causé aucune commotion perturbatrice.

VI.

Comme tous les bains médicamenteux, les bains de guano doivent durer un temps raisonnable : on doit y rester au moins de quarante à cinquante minutes.

VII.

Les maladies pour lesquelles on emploie le guano étant presque toutes constitutionnelles, c'est-à-dire se rattachant à un tempérament particulier, ou à à un vice général, il est nécessaire de leur opposer des bains entiers. Ce serait une erreur que de croire qu'une dartre au bras ou à la jambe, un engorgement au pied ou à la main peuvent se guérir par des *bains locaux* de guano. Les bains locaux pourront être employés comme adjuvants, mais les bains généraux sont indispensables.

VIII.

Le guano, étant connu dans le monde industriel comme engrais, a été si souvent sophistiqué, qu'il est urgent de ne pas employer le premier guano venu ; beaucoup de guano du commerce contient de la terre ou se trouve relevé par l'addition de certains sels. Dans le premier cas, les bains de guano seraient inefficaces; dans le second, ils pourraient être nuisibles.

IX.

Le guano destiné à des bains a besoin d'être tenu dans des vases de verre ou de terre, à l'abri de l'air et de la lumière. Mis en sac, il ronge le papier, s'évapore et perd de son action; exposé à la lumière, il perd de ses qualités, se modifie désavantageusement.

FAITS A L'APPUI.

M. le docteur Maisonneuve est un des élèves de M. Récamier, et un des médecins auxquels le professeur fait allusion dans son compte rendu. L'un des premiers il a eu communication des études commencées, et il s'est empressé de s'y associer. C'est à l'hôpital Cochin, en public, devant les nombreux élèves qui suivent sa clinique, que M. Maisonneuve a expérimenté les bains de guano. Les résultats ont répondu aux espérances qu'avaient fait concevoir les premiers essais.

PREMIÈRE OBSERVATION.

HÔPITAL COCHIN, SERVICE DE M. MAISONNEUVE, CHIRURGIEN EN CHEF.

—Eugène S... est un jeune homme de 28 ans; il habite Paris depuis un certain nombre d'années, travaillant dans les laines, tissant, brodant, en un mot, exerçant la profession de châlier.

Comme tous les ouvriers, en général, S... n'a pas toujours pour lui les soins de propreté que prescrivent les règles d'une sage hygiène.

Le 14 janvier 1852, il s'est présenté à l'hôpital Cochin, atteint d'un eczéma chronique qui remontait déjà à plusieurs années; ses bras, ses jambes, tout son corps était couvert de boutons caractéristiques. Cette éruption avait été traitée par les bains sulfureux et par la kyrielle de pommades que tant de gens confectionnent, conseillent ou emploient; l'eczéma n'avait cédé à aucun de ces remèdes.

S... fut admis à l'hôpital, et couché à la salle Cochin, n° 32.

Prescription : bains ordinaires, contenant une dissolution d'une livre de guano; pas d'autre médication.

Ces bains furent pris tous les jours pendant une semaine; à chaque visite du chirurgien, l'amélioration du malade était constatée.

Au bout de la semaine, on fit prendre les bains de guano, seulement tous les deux jours, et le 3 février, c'est-à-dire au bout de vingt jours de traitement, S... sortit de l'hôpital complétement guéri.

DEUXIÈME OBSERVATION.

Madame B... était atteinte d'un *psoriasis* couvrant les deux membres supérieurs. Pour combattre cette affection, elle avait inutilement employé la pommade de goudron, la pommade à l'huile de cade.

C'est en vain qu'elle avait suivi un traitement épurateur interne ; elle avait pris des purgatifs, des boissons délayantes, elle s'était soumise pendant un certain nombre de jours à l'usage de la limonade nitrique ; tout cela sans succès.

M. le docteur Maisonneuve lui parla des bains de guano ; il lui conseilla douze cuillerées à bouche de cette substance dans chacun de ses bains. Au bout de douze jours, la guérison était radicale.

TROISIÈME OBSERVATION.

N... est un garçon de 22 ans, domestique, habitant un des plus beaux quartiers de Paris, et dans la même maison depuis huit à dix ans. J'appuie sur tous ces faits, parce que la maladie survenue à N... parut au médecin qu'il consulta une affection scrofuleuse acquise.

Rien dans les antécédents qui puisse faire croire à un vice syphilitique, rien de strumeux dans la famille, et cependant, à la suite d'un coup, l'articulation du pied gauche gonfla outre mesure, un travail morbide se fit dans l'extrémité inférieure du fémur, la peau s'ouvrit du côté des malléoles, un ulcère blafard s'établit.

Contre cette affection, deux médecins consultés conseillèrent, l'un l'iodure de potassium à haute dose, l'autre l'huile de foie de morue et les applications d'onguent Canet. Non-seulement le mal ne céda pas, mais le traitement détermina des douleurs considérables.

Il ne s'agissait rien moins que de couper la jambe, lorsque N..., consultant un troisième médecin, reçut le conseil d'essayer les bains de guano. Il prit d'abord de simples bains locaux. Dans un bain de pieds ordinaire il faisait dissoudre trois à quatre cuillerées du médicament. Ces bains locaux adoucirent l'irritation de l'ulcère. Ils apportèrent un peu de soulagement aux souffrances du malade, mais ils n'empêchèrent pas la plaie de s'agrandir.

N... fut soumis aux bains de guano généraux (quatorze cuillerées pour un bain entier), et la plaie s'est tellement reserrée, qu'elle tend aujourd'hui à une complète cicatrisation.

QUATRIÈME OBSERVATION.

Mademoiselle *** a 25 ans.

Elle est d'un tempérament éminemment strumeux, blanche, grasse.

Elle a subi presque toute sa vie des engorgements ganglionnaires, dont plusieurs ont fini par la suppuration.

A ces engorgements s'était mêlée depuis quelques temps déjà une éruption herpétique qui couvrait le cou, le haut des bras, et même une partie du visage.

Bien plus, l'affection, envahissant le cuir chevelu, avait fait tomber tous les cheveux.

L'iodure de potassium, l'huile de foie de morue, les bains de Baréges, les antiscorbutiques avaient été employés sans le moindre avantage.

Mademoiselle *** commença le 23 février l'usage des bains de guano purifié ; huit cuillerées par bain d'abord ; elle en augmenta graduellement la dose jusqu'à dix, douze et quatorze cuillerées par bain. Au bout de six bains, l'amélioration était notable, et, après vingt-cinq bains, l'affection herpétique avait complétement disparu.

Chose assez singulière, les cheveux qu'avait fait tomber la maladie se sont mis à repousser avant le dégagement complet de la peau.

CINQUIÈME OBSERVATION.

J'ai parlé des effets excitants que produisait d'abord l'emploi de ce nouveau remède. J'ai dit qu'il semblait aggraver la maladie, et qu'il ne fallait pas se décourager. Je dois à la bienveillante communication de M. Récamier l'observation suivante, qui servira d'exemple aux malades trop impatients.

La sœur S..... a 41 ans. Non-seulement elle est atteinte d'un eczéma sans importance, mais surtout, depuis un an, elle subit une toux si opiniâtre que l'on craignait pour sa poitrine. Les bouillons pectoraux, les boissons adoucissantes n'avaient pu la calmer.

M. Récamier, pensant que ce catarrhe se rattachait à une cause constitutionnelle, vice lymphatique ou dartreux, prescrivit l'usage des bains de guano, le 10 janvier dernier, en spécifiant de commencer par une demi-livre de guano chaque bain, pour monter graduellement jusqu'à une livre entière. De plus, il conseilla de placer un bain d'eau de son entre chacun des bains de guano. Voici le compte-rendu que fit parvenir la garde-malade, le 22 janvier, c'est-à-dire douze jours après le commencement du traitement :

Cessation de la toux du mercredi au jeudi suivant, repos tranquille ; — vendredi, bain de guano, grande agitation, pas de sommeil. Le jour suivant, bain de son, même agitation et absence de sommeil. Le jour suivant, bain de guano, sommeil interrompu par la toux ; douleurs entre les deux épaules. Jour suivant, toux sèche le matin, cerveau très-embarrassé, la nuit passable. Jour suivant, bain de guano ; dans la soirée, grand malaise ; dans le bain, pesanteur à la poitrine, plusieurs élancements au cœur ; la nuit sans agitation. Jour suivant, toux sèche ; bain de guano sans rien éprouver dans le bain ; mais le soir, douleurs au-devant de la poitrine et entre les épaules. — Le jour suivant le bain ne produisait ni agitation, ni douleur, et, le 22 janvier, il survient dans le dos une éruption sans démangeaison.

En somme, les bains de guano qui avaient tant agité la malade, qui avaient produit une éruption cutanée, finirent par guérir cette éruption, et devinrent un adoucissant qui obtient la guérison du catarrhe.

Paris. — Typographie de H. V. de Surcy et Cie, rue de Sèvres, 57.

JOURNAL

DES CONNAISSANCES

MÉDICO-CHIRURGICALES

ACCOMPAGNÉ DE NOMBREUSES GRAVURES SUR BOIS INTERCALÉES DANS LE TEXTE,

PUBLIÉ

Par le Dr A. MARTIN-LAUZER,

Ancien chef de clinique de la Faculté de médecine à l'Hôtel-Dieu de Paris, ex-médecin des Dispensaires.

DEUXIÈME SÉRIE.

Le *Journal des connaissances Médico-Chirurgicales* paraît deux fois par mois, le 1ᵉʳ et le 15, par cahier de 64 colonnes grand in-8°, en double feuille d'impression grand raisin.

Des gravures sur bois, intercalées dans le texte, sont données régulièrement, et représenteront, dans cette seconde série, la médecine opératoire et la Flore médicale indigène.

CHAQUE NUMÉRO EST DIVISÉ EN QUATRE PARTIES.

Iʳᵉ Partie. — *Clinique, mémoires originaux, correspondance.* — Dans presque tous les numéros, article de thérapeutique avec gravures, représentant une plante médicinale entière et ses parties usitées. Dans presque tous les numéros également, un article de chirurgie ou de médecine opératoire avec gravures pour tous les temps de chaque opération.

IIᵉ Partie. — *Répertoire médical.* — Revue analytique et critique de tous les journaux, avec notes et réflexions complémentaires. Analyse ou extraits des principaux ouvrages.

IIIᵉ Partie. — *Mélanges.* — Compte rendu des sociétés savantes, découvertes récentes, nouvelles diverses.

IVᵉ Partie. — *Articles variétés.*

Le *Journal des connaissances Médico-Chirurgicales* s'est consacré d'une manière presque exclusive à la partie pratique de la science, à la thérapeutique médicale et chirurgicale.

Ce journal est le véritable *vade mecum* du praticien, il supplée, pour lui, à toutes les autres publications, et avec ses gravures, qui reproduiront successivement tous les sujets, il le dispense de l'achat de tout autre livre.

Pour qu'on puisse juger, et surtout comparer, des numéros d'essai seront envoyés à tous ceux qui en feront la demande *par lettre affranchie*.

PRIX PAR AN : France, 12 fr. — Étranger, 15 fr. — Pays d'outre-mer, 16 fr.

Bureaux : Rue de Grenelle-Saint-Germain, 39, à Paris.

www.ingramcontent.com/pod-product-compliance
Ingram Content Group UK Ltd.
Pitfield, Milton Keynes, MK11 3LW, UK
UKHW021720130726
13696UKWH00006B/2442